R. BOUFFARTIGUE

INSPECTEUR DU TRAVAIL DANS L'INDUSTRIE

UNE INTÉRESSANTE QUESTION D'HYGIÈNE

FOSSES DE CABINETS D'AISANCES

SEPTIQUES ET INODORES

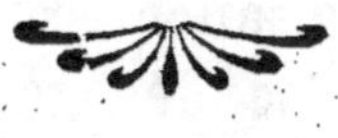

TOURS

IMPRIMERIE E. ARRAULT ET Cie

6, RUE DE LA PRÉFÉCTURE, 6

1907

FOSSES DE CABINETS D'AISANCES

SEPTIQUES ET INODORES

Considérations générales.

La préoccupation constante des architectes, des industriels, des chefs d'usine ou de maisons commerciales et aussi des propriétaires d'immeubles, principalement destinés à loger des agglomérations nombreuses d'êtres humains, devrait être, entre autres choses, de soustraire les ouvriers ou les locataires aux émanations fétides et infectieuses des cabinets d'aisance. Nous savons, en effet, que les gaz qui se dégagent des fosses d'aisances mal établies sont non seulement une cause de gêne, mais encore une source de danger permanent pour la santé de ceux qui y sont constamment soumis. De plus, il est démontré que les mouches prennent naissance dans les cabinets et qu'elles sont capables de véhiculer le microbe de la fièvre typhoïde.

Dans un autre ordre d'idées, les arrêtés municipaux, impérativement prescrits par la loi du

15 février 1902, sur la santé publique, édictent presque tous, surtout dans les centres tant soit peu importants, que les fosses d'aisances doivent être construites d'une façon étanche, et la loi du 12 juin 1893-11 juillet 1903, sur l'hygiène et la sécurité des travailleurs, exige, dans un règlement d'administration publique rendu pour son exécution, que les cabinets soient aménagés de manière à ne dégager aucune odeur.

Cette dernière obligation paraît, aux yeux du plus grand nombre, comme d'une réalisation très difficile, sinon impossible. Les partisans même d'une sage hygiène sont effrayés et s'imaginent qu'il est nécessaire d'employer des appareils compliqués et coûteux partout où ne peut être réalisé le principe du « tout à l'égout ».

Nous verrons, par la suite, qu'il y a enchaînement entre les deux textes de loi cités ci-dessus, et qu'en se conformant aux dispositions de la première, on peut obtenir facilement la réalisation des prescriptions de la seconde.

Je crois donc rendre service à tous ceux qu'intéresse la question à divers titres, aux propriétaires, de la ville et de la campagne, en présentant une courte notice sur la désinfection biologique et ses applications, m'appuyant en cela sur les travaux du docteur G. Fichaux, médecin honoraire de l'hôpital civil de Tourcoing.

Le procédé n'est ni coûteux, ni d'application pratique difficile ; il ne réclame point de combinaisons architecturales compliquées, pas davantage d'ingrédients chimiques et aucune main-d'œuvre.

Pour bien élucider la question, nous allons passer en revue les divers procédés d'épuration connus ou employés jusqu'à ce jour en nous arrêtant en dernier lieu sur la dépuration biologique qui, seule, retiendra notre attention.

La dépuration consiste en ce que les matières organiques, qu'elles soient ternaires (oxygène, hydrogène, carbone) ou quaternaires (oxygène, hydrogène, carbone et azote), subissent une série de transformations successives de leurs éléments constitutifs, pour ne plus former, en définitive, que des combinaisons *minérales* simples.

Cette dénaturation des corps organiques, qui produit, en dernière analyse, leur minéralisation, peut être ou *spontanée*, ou *chimique*, ou *biologique*.

Spontanée, elle constitue la putréfaction humide qui, nécessairement, est lente, immonde, nauséabonde et infectieuse.

Chimique, la dépuration est assurément plus rapide et on la réalise par l'emploi de réactifs minéraux, qui forment violemment avec la matière organique des combinaisons nouvelles et qui, fréquemment, en font deux parts : l'une liquide et l'autre solide. Les agents chimiques le plus souvent employés sont : la chaux, le sulfate ferrique, le sulfate d'alumine, l'acide sulfurique, le manganate de potasse et les chlorures (hypochlorite de chaux). Cette dépuration chimique est toujours coûteuse, malpropre, encombrante ; en outre, elle nécessite beaucoup de manutentions, qui ne sont point sans périls pour les nombreux ouvriers.

Biologique, la dépuration s'exécute rapidement, mais sans frais de produits chimiques, sans un personnel nombreux, par l'heureuse et merveilleuse intervention de multiples espèces de bactéries, microbes qui demandent, pour vivre et travailler, les uns des milieux dépourvus d'oxygène, ce sont les *anaérobies* ; les autres, au contraire, qui prospèrent au contact de l'air ; on les dénomme *aérobies*. Les premiers ont principalement pour rôle de diviser et de réduire en filaments ténus les solides dans les liquides où ils nagent ; la seconde série de microbes intervient pour oxygéner les matières ainsi divisées et les amener à l'état de nitrates et de nitrites, qui sont des matières non putrescibles.

C'est d'une simplicité parfaite, comme le sont toutes les opérations de la nature, et cela constitue la *dépuration biologique*. On sera convaincu par la suite de notre exposé qu'elle n'est pas une hypothèse ingénieuse, mais une merveilleuse réalité, et cependant elle est de notion récente, découverte et annoncée, il n'y a guère que vingt-cinq ans, par un Français, Louis Mouras.

En 1881, Louis Mouras, propriétaire à Vesoul, qui se trouvait avoir établi, depuis une vingtaine d'années, dans sa propriété, une disposition particulière de cabinets d'aisances, s'était convaincu que, grâce à cette disposition, ils étaient exempts de toute mauvaise odeur, de tout dégagement de gaz infects, et qu'ils transformaient leur contenu en un liquide spécial et homogène. Il fit connaître sa découverte, qui fut étudiée, au point de vue scientifique, par toute une série de savants. Nous n'entrerons pas dans le détail de ces expériences, ce qui nous entraînerait trop loin. Qu'il nous suffise de retenir que les phénomènes enregistrés fortuitement par Mouras finirent par être compris et définitivement expliqués. La fosse que son auteur avait appelée *vidangeuse automatique*, a été désignée plus équitablement, par la suite, sous le nom de *fosse Mouras*.

Il est facile de concevoir que l'efficacité de la méthode de dépuration biologique dépend absolument de l'accommodation de la fosse d'aisance à la convenance vitale des microbes qui doivent y travailler. Il est donc important de réaliser expressément, dans la construction de ces fosses, les conditions essentielles de leur bon fonctionnement, qui sont bien simples d'ailleurs, et dont on trouvera ci-après l'indication détaillée.

Instructions pour l'installation d'une fosse Mouras.

Les fosses d'aisances ordinaires sont habituellement constituées par des murs, en moellons ou en briques, atteignant une épaisseur de 0 m. 33 ; leur capacité est de 6, 8 et 12 mètres cubes, suivant l'importance des immeubles. En principe, il n'y aura rien à changer à ces habitudes, si ce n'est d'ajouter sur toutes les faces des murs, aussi bien au radier (sole) qu'à la voûte, un enduit ou revêtement de ciment de 0 m. 02 d'épaisseur, afin d'assurer la solidité et surtout l'étanchéité.

Il ne nous faut pas perdre de vue que les *anaérobies*, que nous pourrions appeler les bons microbes, ne peuvent se développer que dans un milieu privé d'air.

La fosse devra donc être obligatoirement construite à deux compartiments : l'un à l'abri de l'air, qui constituera la fosse Mouras proprement dite et qui recevra directement le produit des

cabinets ; le deuxième qui recevra le trop-plein
du précédent et qui remplira le rôle de réservoir.

Pour plus de facilité, nous désignerons par la

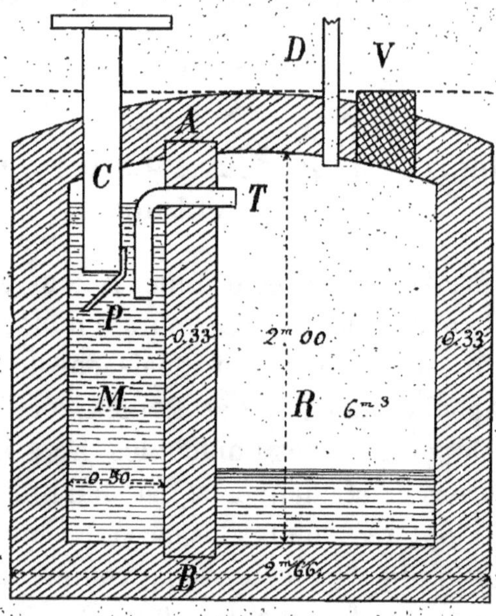

Fig. 1.

suite la fosse Mouras par la lettre M (fig. 1.) et
le réservoir ou fosse à vidanger par la lettre R.

Les fosses M et R peuvent être placées à une
certaine distance l'une de l'autre, ou, ce qui est
économique, être contenues dans le même cube
de maçonnerie, simplement séparées par un mur
de refend AB de 0 m. 33, par exemple, d'épaisseur et bien cimenté sur ses deux faces. Ces

deux fosses communiquent entre elles, à leur partie supérieure, par le tube coudé T.

Reste à savoir maintenant comment sera obtenu, dans la fosse M, le vide qui permet aux anaérobies de triturer les matières excrémentielles. Cette opération est pratiquement des plus simples, il suffira en effet de remplir avec de l'eau ordinaire, que l'on introduira par le tuyau de chute C des cabinets, toute la capacité M.

La fosse M est amorcée *une fois pour toutes*, on n'aura plus à s'en occuper jamais que pour les réparations. Les microbes y vivront et y travailleront en toute sécurité. L'urine et les eaux de lavage suffiront pour entretenir la masse à l'état suffisamment dilué.

Le tuyau ou les tuyaux de chute C provenant des cabinets ou des urinoirs de l'immeuble, ainsi que la partie coudée du tube d'évacuation T, doivent plonger dans le liquide, de façon à éviter la rentrée de l'air extérieur. Le tuyau C plongera de 0 m. 30 et le tube T de 0 m. 50. Il est facile de calculer à l'avance les mesures à donner à ces divers tuyaux, pour qu'ils aient, une fois mis en place, la longueur voulue, puisque l'on sait que le niveau du liquide s'établira sensiblement à hauteur de la partie horizontale du tube de communication T.

Les diamètres de ces tuyaux et tube n'ont qu'une

importance relative, on emploie habituellement des tubes en grès vernissé de 0 m. 25 à 0 m. 30 de diamètre pour le tuyau de chute et de 0 m. 08 à 0 m. 10 de diamètre pour le tube de communication.

Une bonne précaution consiste à ajouter une demi-courbure à l'extrémité du tuyau C, ou d'y placer une planchette inclinée P, ainsi que l'indique la figure. Cette planchette permet de diviser, par le choc qu'elles y subissent en tombant, les matières excrémentielles solides et les empêche de gagner immédiatement le fond de la fosse.

Ceci étant exposé, il est facile de comprendre que si un volume déterminé de matières fécales est envoyé dans la fosse M, le même volume de matières liquéfiées s'écoulera, grâce au tuyau de communication, dans la fosse R, où elles seront minéralisées.

Les papiers, la cellulose, etc., surnagent quelque temps sur le liquide de la fosse septique, tandis que les matières lourdes commencent à gagner le fond, d'où elles remonteront bientôt, petit à petit.

Il se forme, à la partie supérieure, un chapeau gélatineux, qui constitue un bouillon de culture des plus actifs, et où les anaérobies prennent naissance dans les meilleures conditions, pour accomplir leur rôle d'épuration et de désinfection ; de telle sorte que dans la fosse R à vidanger on recueille finalement un liquide coloré, mais sans odeur, renfermant surtout de l'urée, de l'ammoniaque et des peptones.

En résumé, nous voyons que la fosse Mouras se compose de deux réservoirs juxtaposés, ou d'une fosse coupée en deux par un mur de séparation. Le premier réservoir, le plus petit, privé d'air au moyen de l'eau, constitue la fosse septique ; le deuxième, plus grand, est une fosse ordinaire, que l'on vidange par les procédés habituels par un panneau, désigné, sur la figure, par la lettre V.

Avant d'aller plus loin, il est nécessaire de fournir quelques indications sur les dimensions pratiques à donner à la fosse M.

Il résulte des données théoriques et expérimentales que la division et la liquéfaction des matières, dans une fosse Mouras bien amorcée, peuvent être obtenues dans un temps relativement court, limitable même à vingt-quatre heures. S'il en est ainsi, il suffirait d'approprier une capacité de deux litres, par chaque habitant et par jour. A ce compte, cent habitants ne nécessiteraient qu'une capacité de 2 hectolitres, c'est-à-dire un cinquième de mètre cube. Mais cette façon de procéder serait téméraire et il vaut mieux accorder aux microbes un délai d'une vingtaine de jours à celui d'une vingtaine d'heures.

Voici, du reste, une formule simple qui permet de déterminer le volume de la fosse M en raison du nombre de personnes l'utilisant :

$$\text{Volume de M} = 1 \text{ mètre cube} + \frac{\text{nombre de personnes}}{16}.$$

Dans la figure 1 nous avons supposé que le mur de séparation laissait à la fosse M une largeur de 0 m. 50, ce qui lui donne, avec 2 mètres sur les deux autres dimensions, un volume de 2 mètres cubes capable de réaliser, dans tous les cas, une dépuration parfaite.

Avant de passer à un autre sujet, un dernier conseil : il est prudent de conserver, pendant la construction, dans la voûte de la fosse M un petit trou, qui permettra à l'air intérieur de s'échapper pendant le premier remplissage à l'eau. On évite de la sorte la pression qui serait susceptible de déformer les parois. Ce trou est soigneusement et *définitivement* obstrué au ciment, lorsque cette opération de remplissage est terminée, c'est-à-dire lorsqu'on commence à entendre l'eau s'écouler dans le réservoir R. Comme, par la suite, il ne se produira plus de gaz dans cette fosse, on n'a plus rien à craindre.

Par contre, le réservoir R devra être muni d'un

petit tube d'aération D, à la manière ordinaire, pour permettre la chasse de l'air au fur et à mesure que le niveau du liquide s'y élèvera.

La fosse que nous venons de décrire peut être modifiée et simplifiée lorsque l'installation a lieu à la campagne, dans les châteaux et villas par exemple. La question des vidanges y est toujours compliquée, car, en dehors des centres urbains, les dispositifs mécaniques et dits inodores font toujours défaut. L'opération est longue et pénible, elle oblige à s'éloigner tous ceux qui n'y sont pas forcément occupés.

Ici, nous n'avons plus besoin du réservoir R, puisque le liquide minéralisé et désodorisé peut être envoyé, sans inconvénients, soit dans un ruisseau, soit dans un trou-citerne creusé dans la terre, voire même dans les pelouses d'un jardin en pente.

Ce procédé, qui consiste, en définitive, à écouler à l'air libre le liquide sortant de la fosse septique, n'offre aucun inconvénient, puisqu'il est inodore, qu'il ne contient pas en suspension de matières susceptibles de colmater les radiers et que, de plus, les microbes pathogènes sont détruits.

Cette nouvelle fosse septique est construite en maçonnerie, bien étanche et cimentée, ou en métal. Elle est soit enfoncée en terre, soit placée

au-dessus du sol, suivant les dispositions du ter-
rain d'épandage utilisé.

Elle est encore séparée en deux compartiments d'égale grandeur, par une cloison mé-
diane AB (fig. 2).

Cette cloison est percée, suivant une direction

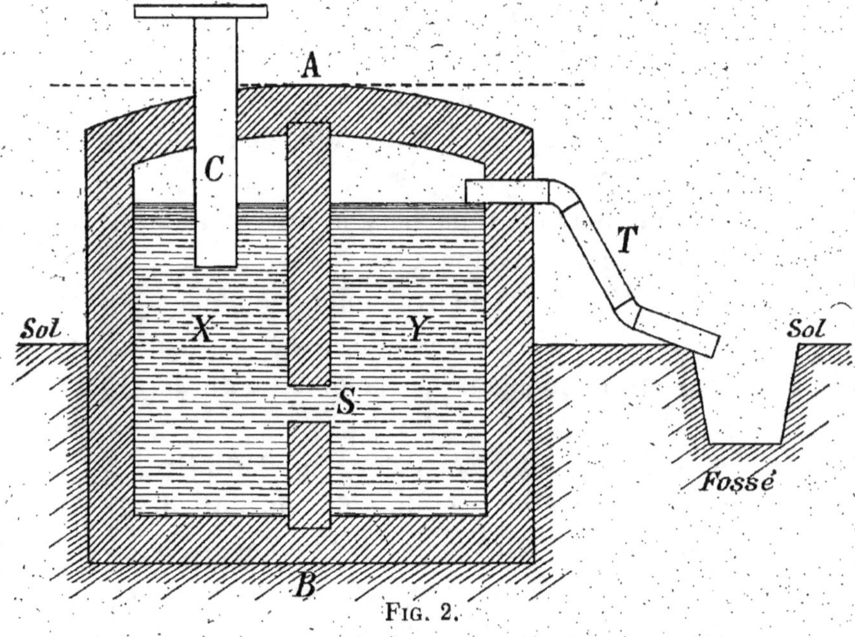

Fig. 2.

parallèle au plan de base et au tiers inférieur
environ de sa hauteur, d'une série de trous S.
Lorsque cette séparation est construite en briques, on laisse, de distance en distance, l'espace
vide d'une brique.

Le tuyau de chute des cabinets descend de 0 m. 40 ou 0 m. 50 au-dessous de la voûte, dans la partie X, de façon à plonger à 0 m. 30 environ dans le liquide, lorsque le remplissage aura été effectué comme il est dit ci-dessus.

Le tube de sortie T prend naissance au sommet du compartiment Y et permet d'évacuer les produits au dehors, dans un fossé par exemple.

Il est dès lors facile de saisir le fonctionnement du système. L'eau de remplissage envoyée par le tuyau C passe par les trous S, puis, en vertu du principe des vases communiquants, son niveau s'établit en X et Y à la hauteur du tuyau d'évacuation T.

La fosse X se trouve totalement privée d'air et les anaérobies pourront y vivre, tandis qu'il existera toujours, à la partie supérieure de Y, une petite atmosphère d'air, qui permettra aux aérobies d'accomplir les dernières transformations.

La pratique a démontré que l'échange de liquides se fait toujours de X vers Y, sans qu'il y ait mélange et tout aussi bien que dans la fosse Mouras proprement dite, précédemment décrite.

Transformation en fosses Mouras des citernes d'ancien modèle.

Quand il s'agira de transformer une installation de cabinets et de fosses déjà existants en fosse biologique système Mouras, la chose sera simple, facile et peu coûteuse. Il suffira de cloisonner cette fosse en deux compartiments par une muraille s'élevant depuis le radier jusqu'au sommet de la voûte, d'enduire de ciment les deux faces de cette cloison; on fera communiquer ensemble les deux compartiments par un tuyau courbé, comme il a été indiqué plus haut. On aura soin de donner le rôle de citerne-réservoir à celui des deux compartiments qui se trouve déjà posséder la pierre à vidange, et on prolongera de manière à ce qu'ils plongent de 30 centimètres, tous les tuyaux de descente primitivement établis dans l'autre compartiment, c'est-à-dire celui qui correspond avec les cabinets.

Les petites figures schématiques suivantes aideront à résoudre un peu tous les cas, en tenant compte de la situation des tuyaux de chute ou des regards de vidange existants.

Nous avons désigné la fosse septique par la lettre M et le réservoir-citerne à vidanger par la lettre R.

Dans la combinaison n° 5, nous avons supposé que le compartiment M ne pouvait être établi

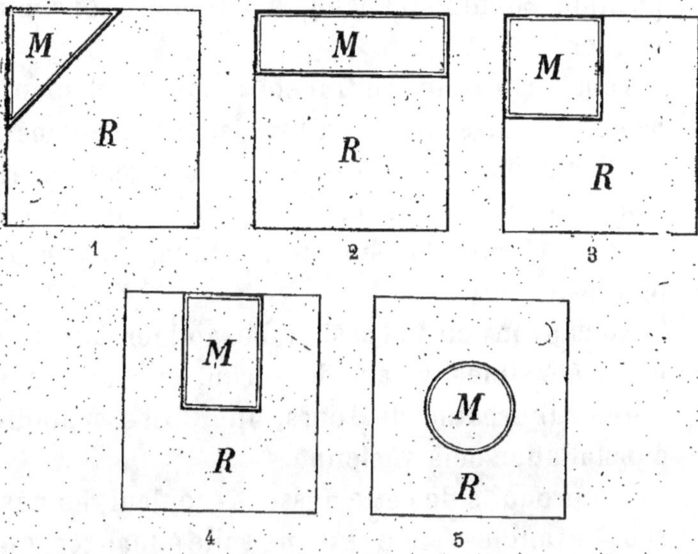

qu'au centre du réservoir; il serait, pensons-nous, préférable, dans ce cas, d'utiliser un cylindre métallique.

Applications.

La dépuration de la fosse Mouras, où elle se produit, est non seulement utile pour transformer les matières des fosses d'aisances, mais

elle est encore applicable aux abattoirs, équar-
rissages et tueries dont les résidus ont une com-
position chimique analogue aux déjections hu-
maines.

Tous ces résidus se transforment en éléments
azotés et autres très fertilisants, essentiellement
précieux pour l'agriculture, car les agents nitri-
ficateurs du sol auront vite fait de les transformer en sucs facilement assimilables par les
plantes.

Nous avons eu l'occasion d'examiner dans une
propriété située, à flanc de coteau, dans une com-
mune suburbaine de Tours, une fosse septique
d'installation déjà ancienne.

Les produits de cette fosse s'écoulent, en pas-
sant devant les fenêtres d'une salle à manger, qui
restent ouvertes en été et sans que personne ait
jamais perçu aucune odeur, pour se perdre dans
les rigoles d'une allée de marronniers. Or, les trois
arbres de l'allée qui absorbent les premiers, la
plus grande partie du liquide nourrissant, sont
beaucoup plus gros et possèdent une frondaison
extrêmement plus belle que leurs voisins, moins
bien partagés.

Un horticulteur de Tours nous a déclaré qu'il
n'avait jamais connu d'engrais meilleur, pour
les fleurs et plantes délicates, que celui qu'il
obtient par un mélange du liquide de sa Mouras

avec de l'eau. Ce mélange est préparé dans un arrosoir et répandu, à la façon ordinaire, sur les massifs et pépinières ; les résultats en sont étonnants.

Nous osons espérer, en terminant cet exposé, que les intéressés n'hésiteront pas à adopter un système aussi simple que pratique, et renonceront, pour toujours, à ces fosses aérées qui ont pour effet de favoriser les fermentations putrides, entretenant ainsi, pour le voisinage, une source permanente d'inconvénients.

Nous serions heureux si notre modeste collaboration à la cause générale de l'hygiène pouvait apporter un peu plus de bien-être et concourir au relèvement de la santé publique ; c'est là, en effet, notre vœu le plus cher.

11-4-07. — TOURS, F. ARRAULT & Cⁱᵉ